SECOND MEMOIRE

POUR

Le Sieur **DE LA MARTINIERE**, Ecuyer, Premier Chirurgien du Roy,

ET les PREVÔTS & COLLEGE des Maîtres en Chirurgie de Paris;

SERVANT

De Réponſe au troiſiéme Mémoire des Médecins, & aux Obſervations de l'Univerſité de Paris.

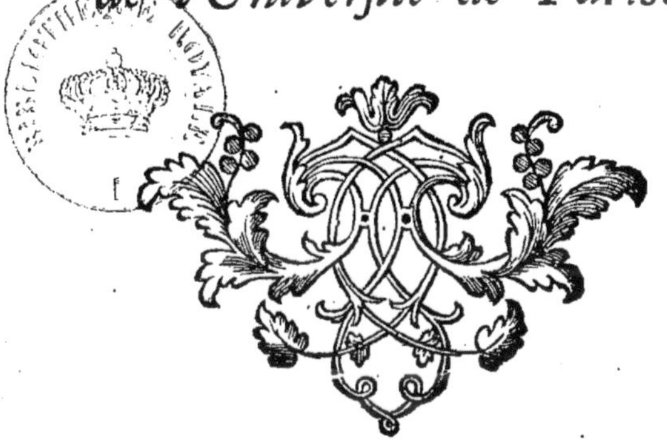

De l'Imprimerie de DELAGUETTE, rue S. Jacques, à l'Olivier.

M. DCC. XLVIII.

SECOND MÉMOIRE

POUR le Sieur DE LA MARTINIERE, Ecuyer, Premier Chirurgien du Roy,

ET les PREVÔTS & COLLEGE des Maîtres en Chirurgie de Paris;

SERVANT de Réponse au troisiéme Mémoire des Médecins,

ET aux Observations de l'Université de Paris.

E Mémoire & ces Observations sont établis sur ce principe faux & absurde, *que la profession de Chirurgien se réduit à l'opération de la main, & que la Science de la Chirurgie, & la conduite des maladies chirurgicales appartiennent aux Médecins* : D'où ils concluent que les Chirurgiens n'étant que des Artistes qui leur sont subordonnés, ne doivent avoir ni le droit d'enseigner la Chirurgie, ni de promouvoir leurs Aspirans aux degrés de Bachelier, de Licencié, & de Maître ou Docteur, & que les Médecins doivent instruire les Chirurgiens, les diriger dans l'exercice de la Chirurgie, & être préfens aux examens des Afpirans à la Maîtrife en Chirurgie. Voilà exactement tout le fyftême de la Faculté pour s'établir des droits fur la Chirurgie, & fur les Chirurgiens; mais nul titre, nulle poffeffion n'autorifent ces idées que la feule ambition lui fuggere; ainfi il fuffit de détruire le faux principe de la Faculté, en démontrant ce qui fera facile, ce point unique, que la Science de la Chirurgie & la Cure des maladies chirurgicales n'appartiennent dans toute leur étendue qu'aux feuls Chirurgiens. On va le prouver par le droit, par le fait, & par l'intérêt public.

C'eft à ce point fondamental que les Chirurgiens bornent leur derniere réponfe; ainfi ils n'entreront pas dans le détail des allégations, des raifonnemens captieux, des contradictions infoutenables, des répétitions continuelles par lefquelles les Médecins cherchent à féduire le Public; mais qui ne peuvent être d'aucune confidération vis-à-vis les titres & la poffeffion des Chirurgiens. Ces titres ont été produits, & la poffeffion conftante des droits qui ont été accordés à la Faculté de Chirurgie par les Edits, Lettres Patentes & Déclarations des Rois, a été prouvée fans replique dans le premier Mémoire & dans les autres Ecrits des Chirurgiens. Il fuffit donc de détruire le fyftême chimerique des Médecins pour faire difparoître tous les nuages par lefquels l'artifice tâche d'obfcurcir la vérité. Lorfqu'elle aura paru dans toute fon évidence, on laiffera les Médecins fe fatiguer inutilement à faire, s'ils le veulent, de nouveaux efforts pour la dérober aux yeux du Public; mais on les croit affez fenfés pour n'ofer foutenir dorénavant que la Science de la Chirurgie n'appartient pas aux Chirurgiens, & qu'ils doivent les diriger dans la Cure des maladies chirurgicales; on les défie du moins de donner aucune atteinte aux preuves que les Chirurgiens vont oppofer aux allégations, & aux raifonnemens frivoles de la Faculté de Médecine.

I.

PREUVES PAR LE DROIT.

» La Science de la Chirurgie a toujours été confiée » aux Chirurgiens par les Loix.

Cette propofition eft démontrée par les Chartes de Charles VI. de 1404. de Charles VII. de 1441. de Louis XI. de 1470. de Charles VIII. de 1484. de Louis XII. de 1498. de François premier de 1514. & 1544. d'Henri II. de 1547. d'Henri III. de 1577. de Louis XIII. de 1611. de Louis XIV. de 1644. & de Louis XV. de 1743. où la Profeffion de Chirurgien eft toujours déclarée *Science & Art*, ce qui exclut toute équivoque, le mot *Science* n'y étant point employé dans un fens vague & indéterminé, où ce même terme pourroit fignifier indifféremment Science ou Art, puifque ces deux parties de la Profeffion du Chirurgien y font expreffément & conjonctivement énoncées.

Par l'Ordonnance ou Réglement de Charles VI. de 1390. qui affimile parfaitement les Profeffions du Médecin & du Chirurgien fous la dénomination de *Sciences*, & qui en conféquence du partage de l'Art de guérir entre le Médecin & le Chirurgien, conferve au Médecin tout l'exercice de la Médecine, & au Chirurgien tout l'exercice de la Chirurgie, en défendant l'exercice de ces Profeffions à tous ceux qui n'auront pas été examinés, & approuvés par les Maîtres à qui il appartient d'examiner & d'approuver, soit en Médecine, ou en Chirurgie; les preuves résultent des propres dispositions de ce Réglement. » Il est venu, dit ce Prince, à notre connoissance que » plusieurs Praticiens, tant en Médecine comme en Chi- » rurgie, s'exposent indûement à visiter les malades, & » abusent desdites *Sciences* en eux promettant & acertenant » les garir & curer de leur maladie, & de eulx faire cho- » se, laquelle ils ne sauroient, ne pourroient faire, & » contre les termes de la vérité desdites *Sciences*, dont plu- » sieurs perils & inconveniens se font & pourroient plus » grands s'ensuivre, se pourvû n'y étoit, pourquoi nous » qui ne voudrions telles choses dissimuler, ne souffrir, » vous mandons (au Prevost de Paris & à tous autres Jus- » ticiers, ou à leurs Lieutenans) en commettant, se me- » tier est, ce à chacun de vous, si comme à lui appartien- » dra, que sur ce vous informés diligemment, & à ceux » que vous trouverés non experts & insouffisans à prati- » quer esdites *Sciences*, défendés sous telles peines qu'il » vous semblera à faire de raison, que en aucune maniere » ils ne exercent la pratique desdites *Sciences*, & ou cas » que aucun *non Maîtrisé ez Sciences dessusdites*, voudroit » dire & maintenir soi être souffisant pour ladite *Science* » exercer, nous ne voulons que aucunement il y soit re- » çeu jusqu'à ce qu'il vous appert qu'il soit examiné & » trouvé souffisant par ceux à qui il appartient. Donné, » &c.

Ces derniers termes prohibitifs sont évidemment relatifs & au Médecin & au Chirurgien; il leur est respectivement défendu, comme à toute personne non approuvée dans l'une & l'autre Profession, d'exercer la pratique de l'une des Sciences de Médecine ou de Chirurgie, en laquelle l'un ou l'autre ne feroit Maîtrisé ou reçu, ni de se dire & maintenir suffisant pour exercer ladite Science; c'est pourquoi le Souverain ne veut pas que l'un ou l'autre y soit reçu jusqu'à ce qu'ils ayent fait apparoir (au Magistrat) qu'ils ont été examinés & trouvés suffisans par ceux à qui il appartient.

La Faculté ne peut pas contester l'égalité de ce partage; car elle ne conviendroit pas que ceux qui sont *Maîtrisés* seulement en la Science de Chirurgie, pussent exercer la Médecine; il faut donc qu'elle avoue nécessairement que ceux qui ne sont que *Maîtrisés* en la Science de Médecine, ne peuvent pas non plus exercer la Chirurgie; puisque la Loi est égale pour les uns & pour les autres.

Les Chirurgiens sont maintenus de même dans l'exercice de l'Art & Science de Chirurgie par les Lettres Patentes & de Jussion du même Roi Charles VI. du 24 Décembre 1404. où il rappelle & confirme la Charte de Charles V. de 1370. dans laquelle les Chirurgiens sont qualifiés *Bacheliers, Licenciés & Maîtres en Chirurgie*, reconnus Gradués, & en conséquence déchargés du Guet, dont les Gradués sont exemts : de plus, Charles VI. atteste (dans ses Lettres de 1404.) » que le Roi son pere » avoit *par grande & meure Déliberation* ordonné qu'aucun » n'exerçât ledit Art, Science, & pratique de Chirurgie, » s'ils n'étoient *Licenciés & approuvés* des Jurés, & Maî» tres Jurés en ladite Science.

Voilà un assez grand nombre de titres qui assurent aux Chirurgiens la Science & l'Art de Chirurgie, & l'exercice de cette Science & de cet Art dans la cure des maladies Chirurgicales pour la conduite du régime, pour les conseils, l'administration des remedes, & l'opération manuelle; comme il est d'ailleurs expressément porté par les Edits de Philippe le Bel de 1311. & du Roi Jean de 1352. & par les Chartes de Charles V. de 1364. & 1370. & de Charles VI. de 1381. de François premier de 1544. de Louis XIII. de 1611. & de Louis XIV. de 1644.

L'enseignement public de la Science & Art de Chirurgie par les Chirurgiens de Paris, prouveroit encore, s'il étoit nécessaire, que cette Science leur appartient; puisqu'ils l'ont effectivement toujours enseignée, comme il est expressément déclaré par les Lettres Patentes d'Henri III. de 1577. elles maintiennent les Chirurgiens dans la possession de faire en l'Université, & ailleurs des leçons *publiques* de l'Art & Science de Chirurgie; la réalité de cette ancienne possession est évidemment prouvée dans les leçons même *d'Hermondaville* Chirurgien de Philippe le Bel, qui enseignoit la Chirurgie dans l'Université de Paris vers la fin du treiziéme siécle & au commencement du quatorziéme; & qui apprend qu'il avoit lui-même auparavant suivi les leçons de Jean Pittard & des autres Maîtres Chirurgiens, ce qui remonte à l'institution de la Faculté de Chirurgie par Saint Louis.

Le même droit se trouve encore confirmé par les Lettres de François premier de 1544. d'Henri II. de 1555. & 1556. de Charles IX. de 1567. d'Henri III. de 1577. de Louis XIII. de 1611. de Louis XIV. de 1644. & de Louis XV. de 1724. qui a assigné les fonds nécessaires pour continuer l'enseignement public de toutes les parties, tant théoriques que pratiques de la Chirurgie, & nommément *des principes de cette Science, des maladies chirurgicales, & des médicamens.*

Le

Le Roi François premier reconnoiſſant dans celles de 1544. » que les Collége & Communauté des Chirurgiens » de Paris avoient été réputés du Corps de l'Univerſité, » que leur Art, Science & Induſtrie conſiſte en théorie & » pratique, que par ainſi les *Profeſſeurs* en doivent être » plus recommandables & favorables; a expreſſément or- » donné que leſdits Profeſſeurs, Bacheliers, Licenciés & » Maîtres en l'Art de Chirurgie de Paris, jouiſſent de tels » & ſemblables priviléges, &c. dont les Écoliers, *Doc-* » *teurs-Régens & autres Gradués* & Suppôts de l'Univer- » ſité ont accoutumé de jouir, &c. La qualité de *Profeſ-* *ſeur*, qui, outre celles de Bacheliers, de Licenciés & de Maîtres, y eſt expreſſément énoncée, prouve évidem- ment la poſſeſſion dans laquelle les Chirurgiens étoient d'enſeigner la Science de la Chirurgie. Les mêmes droits, dont jouiſſoient les autres Docteurs-Régens de l'Univer- ſité, accordés aux Chirurgiens, comprennent certaine- ment celui d'enſeigner cette Science, comme il eſt ex- preſſément déclaré par les Lettres de 1577. où il eſt atte- ſté, » qu'encore que dans les Chartes des Prédéceſſeurs » d'Henri III. ces mots exprès de *Lire* & *Lecture*, publi- » quement & en particulier dans ladite Univerſité & ail- » leurs, en ce qui dépend de leur Art & Science de Chi- » rurgie, ne fuſſent expreſſément compris; néanmoins les » Prevôts & Collége des Maîtres Chirurgiens, & les » Profeſſeurs en l'Art & Science de Chirurgie, ont de » tout tems continué & continuoient encore leurs Le- » çons publiques & particulieres en l'Univerſité. Pourquoi » après avoir fait voir leurs anciens priviléges en ſon Con- » ſeil, & parce que telles lectures ſont pour le profit & » inſtruction de la jeuneſſe en l'Art & Science de Chirur-

» gie, ce Prince en confirmant & interpretant leurs pri« viléges, déclara par ses Lettres de 1577. qu'ils conti» nueroient lectures publiques en l'Université & ailleurs, » de leur Art & Science de Chirurgie.

Les Arrêts d'enregistrement de 1567. 1597. 1610. 1611. & 1644. de la Charte de 1544. & de celles qui l'ont confirmée & interpretée, attestent aussi la possession des Professeurs de l'Art & Science de Chirurgie, en conséquence & nonobstant les oppositions de l'Université & de la Faculté, les Arrêts du Parlement de 1610. ont de nouveau autorisé ces Leçons publiques, ce qui a été confirmé par un autre Arrêt du 26 Février 1615. & par un quatriéme Arrêt du 8 Octobre 1622. qui a assuré l'exécution irrévocable d'un Contrat de fondation de deux nouveaux Lecteurs & Professeurs de l'Art & Science de Chirurgie; enfin l'Arrêt du premier Septembre 1640. en ordonnant l'exécution des Lettres de 1544. & des Statuts & Réglemens du Collége des Chirurgiens, a confirmé le même droit.

La Faculté, conformément au Réglement de 1390. & aux autres titres des Chirurgiens de Paris, les reconnoît elle-même dans sa Déclaration du 6 Août 1596. pour les Maîtres de la Science & Art de Chirurgie. Ce Décret porte en effet » que la Faculté y reconnoît tous les Chi» rurgiens pour *vrais Maîtres* de la Chirurgie, qu'elle veut » & entend pratiquer paisiblement avec eux, & qu'aux » consultations & opérations de Chirurgie, ils tiennent tel » & semblable lieu & degré qu'ils ont ci-devant fait, com» me *vrais Maîtres de l'une des principales parties du Corps* » *de la Médecine*. Ce Décret a été formé sous le Décanat » du Sieur *Lusson*, il est rapporté dûement signé & scellé » du Sceau de la Faculté.

Les Médecins de la Faculté ont même reconnu dans une autre Déclaration du 14 Décembre 1588. les Membres du Collége de S. Côme, pour *Médecins-Chirurgiens & seuls Professeurs en la Faculté de Chirurgie*, & que la Faculté n'a aucune autorité sur les Réglemens, (qui attribuent aux Chirurgiens de S. Côme tout l'exercice de *l'Art & Science de Chirurgie*) en conséquence elle a jugé les Barbiers indignes du nom de Chirurgiens. Et en reconnoissant que la grande Chirurgie appartient par les Loix uniquement aux Chirurgiens de S. Côme, la Faculté de Médecine s'exprime contre les Barbiers d'une maniere qui montre assez qu'elle n'avoit pas alors de ces mêmes Barbiers, ses éleves, une idée si avantageuse que celle que les Médecins en donnent aujourd'hui.

On ne dissimulera pas cependant que ce Décret a été formé dans un tems de noise entre les Médecins & ces petits Chirurgiens, qu'il fut l'effet de quelque mouvement de colere de la *Souveraine* envers ses *Sujets*, & qu'il produisit la réconciliation dans le même jour, où la Faculté pour gratifier les Barbiers, leur accorda par un autre Décret, le droit de faire, concurremment avec les Chirurgiens, des Anatomies dans les Écoles de Médecine ; c'est ainsi que malgré les défenses de l'Université, les Médecins introduisoient des hommes illiterés dans les Écoles de cette Académie ; tandis que la Faculté même dans son premier Décret qui va être rapporté, les jugeoit incapables par cette raison d'y être admis. Ce Décret est conçu en ces termes :

» La Faculté a estimé la Requête à elle présentée par » lesdits Barbiers contre les Maîtres Chirurgiens-Jurés de » ladite Ville de Paris, injuste & déraisonnable, non con-

» forme aux Chartes des Rois Très-Chrétiens, ni aux pri-
» viléges qu'ils ont octroyés aufdits Maîtres Mires, Chi-
» rurgiens-Jurés à Paris, ni aux anciens Statuts d'icelle,
» qui ne les a jamais reconnus autres que Barbiers, leur
» a dénié faveur & adjonction en une caufe fi injufte & fi
» peu favorable. Davantage, fuivant le commun confen-
» tement de tous les Docteurs d'icelle, promet porter té-
» moignage toutes & quantes fois que requife en fera;
» comme lefdits Barbiers de tout tems & ancienneté font
» les Miniftres fidels & fûrs en toutes œuvres du metier
» de Barberie, & comme journellement ils apprennent
» fous les autres de leur metier, & non ailleurs, tout ce
» qui appartient à ladite Barberie; & qu'ainfi ne foit, ne
» peuvent faire Anatomies ni Démonftrations publiques
» du Corps humain, comme font en langage Latin lefd.
» Maîtres Chirurgiens-Jurés; & ce en la préfence & fous,
» & après le récit général defdits Docteurs; * ne peuvent
» exercer nulles œuvres de Chirurgie, bien de Barberie;
» ne peuvent qu'à grande peine lefdits Barbiers, combien
» que cela foit de leur metier, ouvrir les veines & arte-
» res; ne peuvent appliquer le trépan pour ouvrir le teft
» ès fractures d'icelui; ne peuvent ouvrir la poitrine ès
» apoftumes d'icelle, encore moins les hydropiques, foit
» par incifion foit par cauteres, felon qu'il eft trouvé bon
» par les Maîtres Chirurgiens-Jurés, aufquels ces opéra-
» tions appartiennent & non à autres; ne peuvent lefdits
» Barbiers, comme font lefdits Maîtres Chirurgiens en la
» *Faculté* de Chirurgie, réduire les os en leurs places ès
» diflocations, réunir & réfoudre les os rompus, lier les
» vaiffeaux & fiftules, tirer les enfans morts ni vifs fans le
» péril de la mere; bref, n'étant que Barbiers, ne peuvent

* Dans les Ecoles de la Faculté.

» être appellés *Chirurgiens*, pour ce que dextrement ils » n'opérent toutes œuvres & opérations manuelles avec » le contentement desdits *Médecins-Chirurgiens*, au profit » & soulagement des pauvres malades. Le tout considé- » ré, ladite Faculté, attendu que réellement & de fait ils » sont Barbiers & non Chirurgiens, & qu'il y a Régle- » ment entre lesdits Maîtres Chirurgiens & lesdits Barbiers » sur lesquels la Faculté n'a nulle autorité, a jugé lesdits » Barbiers indignes, non seulement du nom de Chirur- » giens, mais aussi des marques & enseignes des trois boë- » tes au dessous des Images de S. Côme & S. Damien, » & de l'effet d'icelle, comme sagement a été jugé par » Arrêt, contre Adrian le Febvre Barbier. Fait au Bureau » de ladite Faculté ce 14 jour de Décembre 1588. Ainsi » signé, M. Marescot, Doyen. «

On a vû qu'indépendamment de ces aveux mêmes de la Faculté, une Législation constante a toujours maintenu les Chirurgiens de S. Côme comme seuls Proffesseurs & vrais Maîtres en la Faculté de Chirurgie, dans le plein, libre, & entier exercice de la théorie & pratique de cette Profession. Nous allons prouver par le fait, qu'en conformité des Loix & de la nature même de l'Art, ils ont toujours été effectivement, & sans aucune subordination, en possession de toute la Science & de toute la pratique de Chirurgie dans la cure des maladies externes.

II.

PREUVES PAR LE FAIT.

Nulle Loi n'a assujetti les Chirurgiens à la direction

des Médecins dans la cure des maladies chirurgicales *.

I. *Par les Consultations.* Lorsque dans les maladies chirurgicales, & dans les maladies mixtes, le malade appelle son Médecin, celui-ci n'ordonne point; il n'exerce aucune supériorité sur les Chirurgiens, il consulte seulement avec eux : cet usage est constaté par les Statuts des Chirurgiens de S. Côme de 1699. & par le Réglement de 1747. tit. V. art. V. il charge le Chirurgien Major » de faire son pansement » un peu avant la visite du Médecin, afin que s'il y avoit » quelque cas grave, comme fiévre & maladie chroni- » que, ils pussent en *conferer ensemble* & agir en tout *de* » *concert* pour le bien du service; « cet usage est aussi reconnu de toute ancienneté par le decret même de la Faculté du 6 Août 1596. où elle dit formellement, » qu'elle » entend pratiquer paisiblement avec les Chirurgiens, & » que aux consultations & opérations de Chirurgie, ils » tiennent tel & semblable lieu & degré qu'ils ont ci-de- » vant fait, comme *vrais Maîtres* de l'une des principales » parties du Corps de la Médecine.

Les Médecins ont fait publiquement le même aveu

* Les Médecins, il faut l'avouer cependant, se font un titre de la dénomination du nom de *Chirurgien*, qui signifie celui qui opére de la main, d'où ils concluent que le Chirurgien doit être restreint à la seule opération manuelle. Selon cette idée, il y auroit une prodigieuse réforme à faire dans toutes les professions; il faudroit, par exemple, que le Laboureur fût réduit seulement à labourer & à ne jamais semer ni recueillir; que le Géometre ne mesurât que la Terre & n'étendît point ses calculs jusqu'aux Cieux. Il faudroit de même réformer la profession de l'Orfévre, dont les ouvrages qui devroient tous être d'or sont presque tous d'argent : Il suffit donc d'ouvrir un peu les yeux sur l'éthimologie & sur la valeur du nom de chaque profession, pour appercevoir toute la justesse & toute la solidité du raisonnement de la Faculté.

dans leur Memoire intitulé : *Etat des contestations entre la Faculté & les Chirurgiens*, où ils disent, que dans les consultations sur les maladies chirurgicales & mixtes, les voix des Chirurgiens ont le même poids *& sont comptées de même que celles des Médecins.* Ceux-ci n'y ont donc ni direction ni supériorité d'exercice : Ainsi tout ce que les Médecins avancent dans leur troisiéme Mémoire sur ce point, n'est qu'une allégation de mauvaise foi, & toutes les conséquences qu'ils en tirent pour s'arroger exclusivement la Science de la Chirurgie & la supériorité sur les Chirurgiens, sont évidemment contraires à l'usage, aux Réglemens, & aux propres décisions de la Faculté *(a)*.

Mais des procédés si démesurés ne peuvent obscurcir la vérité, il est toujours manifeste que les Médecins n'ont aucune direction, aucune supériorité sur les Chirurgiens dans la conduite des maladies chirurgicales. Les consul-

ge 4. & 5. l'Ecrit in-lé, *Etat Contesta-ns.*

» (*a*) Dans toutes les maladies » chirurgicales, comme playes, » ulceres, luxations ou dislocations, tumeurs, abfces, accouchemens laborieux, &c. l'usage est, que les Chirurgiens consultent avec les Médecins, & » que leur voix soit comptée de » même que celle des Médecins. » Les consultations se réglent de » même entre les Médecins & » les Chirurgiens dans les maladies purement Médicinales, » quand il y a quelque opération » à faire, comme dans la pleuresie suppurée, dans la pierre » de la vessie, dans l'esquinancie » & dans les dépôts ou tumeurs, » &c. «

La Faculté se borne seulement à faire valoir le plus qu'il lui est possible la simple préséance que les Médecins ont sur les Chirurgiens dans l'ordre des opinions. Elle dit même sur cela quelque chose d'assez singulier. Elle appelle cette simple préséance une *entiere prééminence* dans l'ordre des consultations, parce que le Médecin, qui selon elle, y préside, est le dernier à opiner. Ne semble-t-il pas que dans des consultations, où les Consultans donnent seulement leur avis, il s'y agisse de prononcer des Arrêts ? Ici, c'est la confiance du malade qui préside, & prétations sont des délibérations libres, où ceux qui donnent leurs avis ont le même droit, la même autorité, & où les voix ont le même poids, & la même valeur, lorsqu'elles sont comptées; c'est-à-dire lorsque la confiance du malade est également partagée entre les Consultans; ce qui est à la vérité très-rare; parce que le malade ne peut aussi se dissimuler que le Chirurgien doit être plus instruit que le Médecin dans la cure des maladies chirurgicales; si les suffrages des Médecins & des Chirurgiens se réunissent & s'accordent parfaitement, ils le rassurent davantage; mais si l'opinion des Médecins est contraire à celle des Chirurgiens, un malade qui pense sensément ne se livre pas indiscrettement au sentiment des Médecins : il suit l'avis des Chirurgiens; ou bien il fait appeller de nouveau en consultation d'autres Chirurgiens, pour se déterminer avec plus de sureté, & s'ils sont de même avis que les premiers,

side même si souverainement, que souvent elle ne compte pas les suffrages. Mais la Faculté devroit se ressouvenir que cette préséance que les Médecins élevent si haut, n'est point dûe à leur état de Médecin; qu'elle ne lui appartient que par son union à la partie Ecclesiastique de l'Universite. Au reste, cette préséance ne peut être qu'utile au malade, parce que c'est son Chirurgien qui a la connoissance de sa maladie, qui l'expose & qui ouvre l'avis; il est convenable en effet, que celui qui porte le flambeau marche le premier.

Le Mémoire de l'*Etat des Contestations*, que l'on vient de citer, a été adopté par la Faculté entiere suivant le Certificat de son Doyen actuel du 11 Mars 1747. Il atteste » que » dans deux Assemblées tenues » dans les Ecoles le 21 & 25 » Février, il a été lû & approu- » vé un Manuscrit intitulé, *Etat* » *des Contestations*, *&c.* par M. » son Confrere, déclarant que » la Faculté consentoit avec » plaisir qu'il fût imprimé & » rendu public en attendant sa » réponse au long Mémoire » des Chirurgiens, ce qu'elle » a fait par son troisiéme Mé- » moire de 130 grandes pages » que l'on réfute ici. «

premiers, ils décident le malade, nonobstant la prétendue prééminence des Médecins; car ce sera toujours la nature des deux professions, & non la vanité de ceux qui les exercent, qui réglera la confiance du Public. Le Peintre & le Sculpteur ont l'un & l'autre l'étude du dessein & d'autres principes communs à leurs arts, ils peuvent conferer ensemble sçavamment sur ces Arts; mais il est toujours certain que le Peintre sera plus capable que le Sculpteur dans la peinture, & le Sculpteur plus que le Peintre dans la sculpture.. Il sera très-facile de faire voir la même différence entre le Médecin & le Chirurgien, par la comparaison des études & des exercices de l'un & de l'autre, & par la nature & l'étendue de leurs professions.

II. *Par l'instruction des Eleves en Chirurgie.*

Les Loix exigent des Eleves six ans d'étude & d'exercice chez les Maîtres de l'Art avant d'être admis aux examens & de parvenir à la Maîtrise. Ces conditions sont essentielles pour acquerir les connoissances nécessaires pour le traitement des maladies Chirurgicales; car ce n'est que par l'instruction des Maîtres dans l'exercice de l'Art, que les Eleves apprennent à connoître & à distinguer sur les malades mêmes les différentes maladies, leurs différens états, leurs différentes complications, leurs différens accidens, les lésions des parties, l'état des chairs, les qualités des sucs qui en découlent, les indications qui se présentent successivement, la diversité des effets des remedes selon les circonstances, & selon la complexion ou la disposition des malades. Sans ces instructions, jointes à l'étude de la théorie pendant ces six années, la théorie seule seroit absolument insuffisante pour la pratique; puisqu'il est évident que l'application de la théorie à la pratique exige nécessairement ce genre de connoiſſance dont on vient de parler, & qui ne s'acquiert ſûrement & exactement que par l'exercice des ſens ſur les objets, & par le ſecours des Maîtres qui ſont remarquer à leurs Eleves tout ce qu'ils doivent appercevoir; or dans les maladies chirurgicales preſque tout eſt ſoumis à l'obſervation, & c'eſt par cette voye que le Chirurgien doit acquerir le ſçavoir qui peut le diriger immédiatement dans la pratique.

On n'exige point des Médecins ces inſtructions ſi eſſentielles & ſi indiſpenſables pour le traitement des maladies chirurgicales ; deux ou trois ans d'étude de quelques heures par jour dans des Claſſes, leur ſuffiſent pour être admis à la Licence. Ils ne peuvent donc par leurs études purement ſpéculatives, parvenir à ces connoiſſances, qui ne s'acquierent que par l'obſervation dans l'exercice de la Chirurgie, & qui ſont abſolument néceſſaires pour diriger les Praticiens dans la cure des maladies chirurgicales.

Tel eſt pourtant l'état actuel des Médecins. Ils ne peuvent pas même dans ces Ecoles étendre leurs études ſur la pure théorie de la Chirurgie, le tems de ces études eſt ſi borné, qu'ils peuvent tout au plus parcourir rapidement toute celle de la Médecine interne, & prendre une légere idée de la Chirurgie par le rapport qu'elle a avec la Médecine. Car s'ils recevoient des leçons qui s'étendiſſent complettement ſur toute la Science de la Chirurgie, elles excluroient entiérement celles qu'on devroit leur donner ſur leur profeſſion. D'ailleurs, ces leçons ſur la Chirurgie ne produiroient, comme nous l'avons remarqué, qu'une inſtruction ſtérile, qui ne formeroit que des Sçavans inutiles pour la pratique. Mais on doit préſumer que le tems des Etudians en Médecine eſt mieux employé, & que leurs Profeſſeurs s'appliquent à les inſtruire ſur la Médecine interne, qui eſt l'objet de leur profeſſion ; ainſi il eſt toujours vrai qu'ils n'apprennent point la Chirurgie, & qu'ils ne peuvent par conſéquent, ni l'enſeigner aux Chirurgiens, ni les diriger dans l'exercice de cette profeſſion.

III. *Par les Leçons.*

Pour s'en convaincre pleinement, il ſuffit de comparer les Écoles du Collége de Chirurgie, avec la prétendue École de Chirurgie de la Faculté de Médecine.

Elle a établi depuis quelques années un Profeſſeur pour inſtruire, dit-elle, les Éleves en Chirurgie dans ſes Écoles, où il ne ſe fait qu'environ ſoixante leçons en huit ou neuf mois que durent les exercices de chaque année. Le Profeſſeur qu'elle choiſit pour donner en Latin des leçons ſur toute la Chirurgie, aux Eleves en Médecine, ne peut enſeigner que fort ſuperficiellement cette Science : Au lieu que dans les Écoles des Chirurgiens, il y a ſix Profeſſeurs qui enſeignent pendant toute l'année, toutes les parties de la théorie & pratique de la Chirurgie, & qui partagent entr'eux la Doctrine de cet Art, pour faire chacun ſur la partie dont il eſt ſeulement chargé, un Cours ſuivi & détaillé d'une partie ; de ſorte que l'inſtruction ſur chaque partie eſt pleine, entiere & ſans confuſion. Mais le Profeſſeur de l'École de Médecine étant au contraire chargé ſeul dans ſon petit nombre de leçons de toutes les parties de la Chirurgie, ne peut qu'en donner une idée vague & ſuperficielle.

IV. *Par les examens ou Actes de probation dans le Cours de Licence.*

La comparaiſon des Actes de probation des Candidats pour parvenir à la Maîtriſe ou Doctorat, fournit encore des preuves auſſi convaincantes de la différence des connoiſſances du Médecin & du Chirurgien ; dans la Science de la Chirurgie.

Le Cours de la Licence des Médecins eſt de deux années, le Cours de celle des Chirurgiens dure autant pour le moins.

Les examens ou actes de probation des Médecins, doivent rouler ſur la Médecine interne, puiſqu'elle eſt l'objet ſpécial de leur profeſſion, du moins s'il s'y agit de Chirurgie, cette Science ne peut trouver qu'une très-petite place dans le Cours de Licence des Médecins, puiſque ce Cours peut à peine ſuffire pour leurs examens ſur les parties de la Médecine interne.

Au lieu que les examens ou actes de probation des Chirurgiens n'ont pour objet que la Chirurgie ; ainſi leur Cours de Licence eſt ſuffiſant pour s'aſſurer par ces actes de la capacité des Aſpirans dans toute l'étendue de la théorie & de la pratique de l'Art & Science de Chirurgie ; ces actes de probation ſont donc un ſûr garant pour le Public, de la capacité des Chirurgiens dans le traitement des maladies chirurgicales : ce qui peut d'autant moins réſulter des examens des Médecins, que leurs Candidats, comme ceux des Chirurgiens, ſe préparent particulierement à répondre ſur les ſeules matieres qui doivent être l'objet de leurs examens, c'eſt-à-dire, ſur les connoiſſances qui concernent ſpécialement leur Profeſſion ; l'Aſpirant en Médecine s'applique donc particulierement à la théorie de la Médecine, & l'Aſpirant en Chirurgie à celle de la Chirurgie. Toutes les études des Éleves en Médecine & en Chirurgie, ſont donc bornés juſqu'au tems où ils ſont reçus à la Maîtriſe, aux connoiſſances qu'ils doivent acquerir pour donner chacun des preuves de sa capacité dans la Profession à laquelle il s'est particulierement destiné. Le Médecin s'est spécialement appliqué à l'étude de la Médecine, & le Chirurgien à l'étude de la Chirurgie ; ils parviennent l'un & l'autre à la Maîtrise sans avoir pu réunir dans leurs études les connoissances qui sont particulieres aux deux Professions. Ainsi le Médecin n'a appris qu'à traiter les maladies internes, & le Chirurgien les maladies externes.*

Nous allons voir si le Médecin peut ensuite par l'exercice de ces deux Professions se rendre capable de traiter les maladies Médicinales & les Maladies Chirurgicales.

* La Faculté de Médecine ne peut disconvenir de ces vérités ; mais voici comme elle soutient que les jeunes Docteurs peuvent supléer dans la suite, aux connoissances qu'ils n'ont pas acquises sur la Chirurgie dans les Ecoles. Ces nouveaux Docteurs, dira-t-elle, ne sont pas encore connus dans le Public, les malades leur laissent le loisir d'étudier cette Science dans leur Cabinet, & il faut s'en rapporter à eux sur la réalité de cette étude, sur laquelle on prend tant de précautions pour s'en assurer dans les Chirurgiens. Mais quand il seroit vrai qu'ils discontinuassent celle de la Médecine pour acquerir dans la lecture des Livres des Chirurgiens la théorie de la Chirurgie, pourroient-ils passer immédiatement de cette théorie spéculative à la pratique ? Ne se trouve-t-il pas encore entre l'une & l'autre un espace très-grand à remplir de connoissances ausquelles on ne peut parvenir que par l'observation personnelle & par le secours des Maîtres dans l'exercice de l'Art ? Toutes ces parties ont une liaison & une correspondance par lesquelles elles influent réciproquement les unes sur les autres, ensorte qu'il faut les posséder toutes pour avoir une parfaite intelligence de la Science de Chirurgie. Ce n'est donc pas par la seule étude du Cabinet que les jeunes Docteurs peuvent se rendre capables de traiter les maladies chirurgicales, ni d'enseigner ce que l'exercice ou l'observation personnelle apprend aux seuls Maîtres de l'Art, & d'où résultent les progrès successifs de la Chirurgie-pratique.

V. *Par l'exercice de la Chirurgie.*

Les Médecins ne ſont point élevés, comme on l'a prouvé, par les Maîtres dans l'exercice de la Chirurgie, pour acquerir par leurs inſtructions & par une aſſiduité continuelle au traitement des maladies chirurgicales, les lumieres & les connoiſſances néceſſaires pour la cure méthodique de ces maladies. Il n'eſt pas d'uſage non plus, que les Médecins devenus Docteurs aſſiſtent aux panſemens que les Chirurgiens font pendant tout le cours de la cure de ces mêmes maladies.

Or ce n'eſt que dans le tems de chaque panſement qu'on peut connoître les différens états de la maladie, pour y appliquer, & pour varier ſucceſſivement, les différens remedes qu'il faut choiſir & employer : ce n'eſt que dans certains cas particuliers, mais fort rares, & dans quelques grandes opérations, que quelques malades opulens appellent leur Médecin ; mais il eſt ſenſible que cette aſſiſtance paſſagere ne peut acquerir au Médecin la capacité de diriger les Chirurgiens dans aucune opération, ni les lumieres & connoiſſances néceſſaires pour la curation des maladies chirurgicales. On pourra encore mieux ſentir cette vérité ſi l'on enviſage l'étendue des connoiſſances qu'ils auroient à acquerir pour embraſſer tout enſemble la pratique de la Médecine & de la Chirurgie, & ſi l'on fait attention à la capacité même de l'eſprit des hommes, qui eſt dans la plûpart très-bornée, très-peu cultivée & ſouvent fort occupée d'exercices & de ſoins étrangers à la Science & à la pratique de leur Profeſſion.

VI. *Par l'étendue de la Profeſſion de Chirurgie.*

L'uſage prouve aſſez par le partage qui ſe fait naturellement entre les Chirurgiens, des différentes parties de la Chirurgie, que la Science & l'Art de Chirurgie ſurpaſſe la capacité ordinaire d'un ſeul homme ; puiſque pour ſe rendre plus utiles au Public, les uns s'attachent aux maladies des yeux, d'autres aux maladies des dents, d'autres aux hernies, d'autres aux accouchemens, d'autres aux maladies de la veſſie, &c. & pluſieurs aux autres maladies chirurgicales; & le Public eſt ſi convaincu des avantages de ce partage, qu'il préfere effectivement ceux qui ne s'appliquent qu'à une partie.

Or les Médecins qui ne peuvent ſe diſpenſer de ſe livrer à la cure des maladies internes, auxquelles il doivent s'appliquer entiérement, peuvent-ils prétendre, parce qu'ils ont acquis par le Doctorat le droit d'exercer la Médecine, avoir acquis en même tems toutes les connoiſſances néceſſaires pour ſe ſaiſir de la conduite & de la direction de tout l'Art de guérir? Le ridicule de cette prétention réſulte de l'impoſſibilité. Il ne reſte plus qu'à faire remarquer que la Science de la Chirurgie eſt tellement inſéparable de l'exercice de cette profeſſion, qu'il faut néceſſairement que la théorie & la pratique ſoient réunies dans le même homme, & qu'il eſt abſurde de penſer que celui qui n'auroit que la pratique, pourroit être conduit par celui qui n'auroit que la Science.

VII. *Par l'inſéparabilité de la Chirurgie d'avec l'exercice.*

Toute la Médecine-pratique ſe diviſe, comme le dit expreſſément Boerhaave, en deux parties.

La premiere eſt la Chirurgie qui comprend la cure des maladies externes. La ſeconde eſt la cure des maladies internes. * Or, ajoute ce célebre Auteur, qu'eſt-ce que

* Tota praxis Medica, propriè loquendo duas partes habet. 1. Chirurgiam quæ morbos externos comprehendendos curat. 2. Morborum internorum curationem *Herman. Boerhaave.* Method. diſcend. Medicin. pag. 413. edit. d'Amſterd. 1726.

la Chirurgie ? *C'eſt cette partie de la Médecine-pratique, qui apprend à connoître & guérir les maladies que la main peut atteindre médiatement ou immédiatement.* **

Le même Auteur parlant enſuite du choix des Auteurs qui ont traité de toute la doctrine de l'Art de Chirurgie, dit que ce ſont ceux qui ont écrit *de tout ce qui concerne généralement les maladies chirurgicales, de leur nature, de leur différence, de leurs cauſes, de leurs effets, de leurs ſignes & des remedes qui leur ſont propres.* Mais il recommande ſurtout, *de laiſſer les ſimples Compilateurs, qui, ſans avoir peut-être jamais vû les maladies, les ont ſeulement décrites dans leur Cabinet, & de ne s'attacher qu'à ceux qui ſe ſont rendus célebres par une longue pratique.* *

Page 16 de ſon Mém. intitulé *Etat des Conteſtations, &c.*

On voit donc que la Science de la Chirurgie eſt inſéparable de la pratique de cet Art. La Faculté de Médecine elle-même n'oſe en diſconvenir, elle ſoutient au contraire, que le bien Public demande qu'on reçoive à la Maîtriſe les Aſpirans en Chirurgie qui joignent à de bonnes mœurs l'étude de l'Anatomie, l'habileté dans l'Art d'opérer, la dexterité de la main, *& la connoiſſance des maladies exterieures qu'ils doivent traiter.* Car, il ne s'agit pas,

Ibidem.

dit-elle, de ſçavoir » ſi les Chirurgiens peuvent ou doi» vent acquerir la théorie ou la Science de leur Art. Il » faudroit être fou pour en douter. Auſſi, loin de leur » diſputer

** *Chirurgia jam vero quid eſt? illa pars Medicinæ practicæ quæ docet* cognoſcere & ſanare *eos morbos, quos manus mediate & immediatè attingere poteſt.*

* *Syſtematici vocantur qui generalia omnium morborum Chirurgicorum, horum naturam, differentiam, cauſas, effectus, ſigna, & remedia quæ ad hos ſpectant, abſolutè pertractant. Horum autem illos tantum commendabo, non qui fuere compilatores & fortè non viſis morbis, nihilominus in muſæo eos deſcripsêre; verum qui per annos in praxi excelluêre dum vivebant.* Boerhaave Ib.

» disputer le droit d'acquerir la théorie ou la Science de » leur Art, les Médecins n'ont au contraire cessé de les » exhorter à s'instruire dans toutes les Sciences qui peu» vent les aider dans l'étude de la Chirurgie. Toutes les » autorités que les Chirurgiens alleguent, toutes les preu» ves qu'ils citent pour établir ce qu'ils avancent à cet » égard, sont même tirées des propres ouvrages des Mé» decins, & la Faculté leur en auroit pû fournir plusieurs » autres encore plus concluantes. »

La Faculté reconnoît donc que les Chirurgiens doivent acquerir non seulement la Théorie ou la science de leur Art, mais encore, qu'ils doivent s'instruire dans toutes les sciences qui peuvent les aider dans l'étude de la Chirurgie: En effet la science de cet Art est une Physique profonde qui ne peut pas s'acquérir par une pratique aveugle; il faut nécessairement y être introduit par l'étude préliminaire de la Philosophie: Mais de plus il faut être instruit dans la langue latine pour puiser la science de l'Art dans les Auteurs des différentes Nations qui presque tous ont écrit en cette langue.

Cependant il faut exposer ici fidellement l'opinion de la Faculté. » Elle verra toujours, dit-elle, avec plaisir les » Chirurgiens se perfectionner dans la théorie de leur » Art, & faire même des progrès *dans l'étude de la lan- » gue latine & de la Philosophie*, elle ne pense pourtant » pas qu'on doive exiger de tous les Aspirans les mêmes » connoissances, ni en faire une régle générale, comme » dans la Déclaration de 1743. « Mais elle permettra de lui observer que l'importance de l'objet de la Chirurgie ne permet pas qu'on adopte cette restriction; car d'un dégré de connoissance de moins dans la Cure d'une maladie, il

Page 16. & 17. dudit Mémoire.

peut résulter la perte du malade, c'est pourquoi Sa Majesté plus attentive à la vie de ses sujets, loin de faire une pareille exception par sa Déclaration, y a manifesté que son amour pour leur conservation l'auroit portée à rendre cette Loi commune à toutes les Provinces du Royaume & dans tous les lieux, s'il y avoit les mêmes facilités actuelles que dans la Ville de Paris.

Il est donc évident par l'usage de tous les tems, par la nature de l'art, par l'aveu même des Médecins, que la Science de la Chirurgie & la cure des maladies chirurgicales n'appartient & ne peut effectivement appartenir pleinement qu'aux Chirurgiens : c'est-à-dire à ceux qui ont acquis tout ensemble par la science & par la pratique, les lumieres & la capacité nécessaires pour traiter ces maladies. Le public n'avoit pas besoin d'être instruit de cette vérité par tous ces différens genres de preuves, sa conduite sur le choix des ministres de sa santé montre assez qu'il s'y conforme parfaitement, aussi n'a-t-on entré dans le détail de ces preuves, que pour mieux faire sentir le ridicule du systême des Médecins, qui ont osé soutenir dans leurs Mémoires, qu'ils sont les Maîtres de tout l'Art de guérir & qu'ils doivent par conséquent diriger le Chirurgien dans l'exercice de sa Profession; c'est-à-dire, dans l'exercice d'un Art qu'ils n'ont point appris, & qui leur est étranger. Si par de tels sophismes ils ont pu séduire quelques esprits peu pénétrans, l'évidence pourra au moins dissiper de tels préjugés qui font si peu d'honneur à la raison.

On va voir de plus combien il est de l'intérêt public que la Science & la pratique de la Chirurgie soient toujours inséparablement réunies dans ceux qui exercent cette profession.

III.

PREUVE PAR L'INTEREST PUBLIC.

Toutes les preuves tirées du droit & du fait, que l'on vient de rapporter sur l'essence, sur les objets, sur l'étendue de l'Art & Science de Chirurgie & sur la maniere d'acquérir la capacité nécessaire pour exercer cette profession, démontrent assez que l'intérêt public exige que toutes les dispositions de la Déclaration de 1743. subsistent en entier, puisque ces preuves démontrent avec la derniere évidence que la Science ne peut appartenir dans sa plénitude qu'aux seuls Chirurgiens, & que ce n'est qu'à eux que peut être confiée surement la cure des maladies chirurgicales. Cependant on peut ajouter ici quelques observations, qui quoique sur-abondantes, en convaincront de plus en plus.

I. Pour l'accroissement de la Chirurgie.

Les Chirurgiens sont pleinement libres dans l'exercice de leur Profession, les Médecins n'y ont aucune direction ni aucune supériorité : Quel est donc le domaine qu'ils veulent s'arroger en Chirurgie ? Seroit-ce simplement les Chirurgiens mêmes qu'ils voudroient assujettir personnellement à leur domination ? Mais quel avantage le Public pourroit-il trouver dans un assujettissement si déplacé & si contraire au droit naturel ? Cette injuste prétention de la Faculté ne supposeroit-elle pas précisément le mal pour le mal même ; puisque cette dépendance personnelle ne peut tendre qu'à avilir l'état du Chirurgien, qu'à éteindre le zéle, qu'à éloigner le mérite : car peut-on penser que des hommes, qui comme les Médecins, auront reçu une éducation superieure & fort dispendieuse, iront se placer sous le joug de leurs égaux, surtout ceux qui se sentiront des talens pour s'élever au-dessus d'un état avili ? Ne seroit-ce pas même dégrader l'éducation Litteraire, que d'imposer ce joug honteux à des hommes lettrés ? L'Université qui a tant d'intérêt à soutenir la dignité de cette éducation, y est-elle assez attentive en se joignant aux Médecins qui veulent subjuguer ses propres éleves ; c'est-à-dire, des hommes qui par une Loi imposée à leur état, sont assujettis à l'étude des Lettres pour les préparer à celle d'une Science fort étendue & fort importante, & qui par conséquent doivent jouir en plein de l'état des gens lettrés. On ne peut leur contester cet état sans impliquer contradiction & sans admettre une incompatibilité entiere avec la Déclaration du Roi de 1743. dont les motifs sont d'attirer dans la Chirurgie des hommes, qui puissent en hâter les progrès, & d'augmenter autant qu'il est possible le nombre des bons Chirurgiens : Or peut-on attirer des hommes lettrés dans une Profession pour la cultiver & la perfectionner, en les y privant de l'état des gens Lettrés? Une telle idée ne renfermeroit-elle pas en effet une contradiction évidente ?

II. *Pour la sûreté des malades même dans les Consultations avec les Médecins.*

On a fait voir par les Loix & par l'aveu même de la Faculté, que dans les Consultations des Médecins avec les Chirurgiens sur les maladies chirurgicales & mixtes, les voix des uns & des autres sont également décisives. Or en envisageant seulement ces cas particuliers, où les malades jugent à propos d'appeller leur Médecin pour consulter avec leur Chirurgien, celui-ci ne doit-il pas être profondement instruit dans la Science de la Chirurgie, puisque sa voix décide comme celle du Médecin de la vie du malade ? On voit même par cet usage aveugle, qui, dans les consultations, a donné à la voix des Médecins, ſi peu inſtruits dans la Chirurgie ſur les maladies purement chirurgicales, le même poids ou la même valeur qu'à celle des Chirurgiens, combien il eſt néceſſaire que les connoiſſances des Chirurgiens ſupléent à celles qui manquent aux Médecins, pour déliberer alors avec plus de ſûreté; car il eſt viſible que ſi l'avis des Médecins peut être réellement utile dans ces maladies, ce ne doit être ordinairement, que lorſqu'il s'y trouve quelque complication qui a rapport à la Médecine interne. Ce que les malades ne peuvent pas démêler, c'eſt pourquoi l'uſage de ces conſultations s'étend quelquefois au-delà de ſes juſtes bornes.

III.
Pour éviter aux malades une dépenſe exceſſive.

Les Médecins voudroient le rendre beaucoup plus général; mais on obſerve encore, quoiqu'en diſent les Médecins, qu'il ſeroit très-onéreux aux malades peu favoriſés de la fortune, c'eſt-à-dire, au plus grand nombre, ſi on les aſſujettiſſoit inutilement & contre le droit naturel, à une double dépenſe & à l'aſſiſtance du Médecin pendant le cours d'une maladie, où il faut varier les remedes ſelon les indications qui ſe préſentent alors dans l'inſpection de la maladie à tous les panſemens. Or il eſt facile de juger, outre l'embarras de raſſembler journellement à des heures préciſes le Médecin & le Chirurgien, combien il ſeroit diſpendieux dans les maladies de longue durée d'avoir, ſans nul beſoin, deux Miniſtres au lieu d'un; il eſt donc aiſé de s'apperçevoir que les Médecins ne veulent introduire cette innovation que pour leur interêt perſonnel, & non pour l'interêt public; il ſuffit pour le prouver de rapporter ici ce qu'ils ont dit à ce ſujet dans leur troiſiéme Mémoire. Pag. 118.

» En ſuppoſant, dit la Faculté, quelque augmentation » de dépenſe, de quel poids pourroit être une pareille

» considération, lorsqu'il s'agit d'objets aussi importans, » que la santé & la vie? Ce sont des biens qui appartien» nent au public autant qu'aux malades eux-mêmes, & si » ceux-ci par l'épargne la plus mal entendue négligent » d'employer pour leur conservation les secours les plus » puissans, l'intérêt public exige qu'on y supplée à leur » défaut. On a toujours interdit l'exercice de la Méde» cine & de la Chirurgie à des empiriques, & jamais » personne ne s'est avisé de trouver mauvais, comme font » les Chirurgiens, qu'il fût défendu à cet égard aux par» ticuliers de se servir de Ministres ausquels le bon mar» ché pourroit leur faire avoir recours; Pourquoi? C'est » que ces Ministres seroient nuisibles au lieu d'être salutai» res. C'est que ce qu'il vendroient à si bas prix, ce seroit » la mort & non la guérison... Il faut donc deux *Gue*» *risseurs* dans les maladies *Chirurgiques:* Le Maître Chi» rurgien n'est pas Docteur en Médecine, ni le Docteur » en Médecine Maître Chirurgien. On ne sçauroit donc se passer du concours de deux guérisseurs, de deux personnes dont l'une dirige, & l'autre opére.

Les Médecins regarderoient avec raison les Chirurgiens comme insensés, s'il avoient l'indécence de soutenir par le même raisonnement qu'ils doivent toujours consulter avec eux dans la cure des maladies internes; cependant ces Docteurs qui sont si bornés dans la connoissance des maladies *Chirurgicales* ne rougissent pas de demander qu'on défende aux Chirurgiens de traiter aucune de ces maladies sans l'assistance continuelle du Médecin, en soutenant hautement que l'Etat a intérêt qu'une partie du bien des Citoyens soit employée malgré eux, à satisfaire à l'honoraire de ces Docteurs dans le traitement des maladies *Chirurgiques*. Ils ignorent apparemment cette grande maxime du droit naturel » *quifque fui & rerum fuarum arbiter.* « Eft-il donc de l'intérêt public de forcer en faveur des Médecins, les Citoyens peu aifés à multiplier leurs dépenfes fans néceffité ni utilité : Faudroit-il que dans leur malheur ils euffent encore à redouter une Loi qui leur annonceroit d'avance que s'ils guériffent ils feront ruinés, ou que s'ils meurent ils feront fans héritiers.

IV. *Pour le fecours des Militaires.*

Les Principaux Chirurgiens des Armées font tirés du corps des Chirurgiens de Paris. Or s'ils n'étoient pas inftruits à fond de la Science de leur Art, quel feroit le fort des Militaires ? Les playes ne fe trouvent que trop fouvent accompagnées de fiévre, de mouvemens convulfifs, de délire, d'inflammation, de gangrene &c. fera-ce donc uniquement par les opérations manuelles aufquelles les Médecins voudroient que les Chirurgiens fuffent reftreints, que l'on domptera & fera ceffer ces dangereux accidens ? L'expérience & la raifon démentent cet étrange paradoxe. Car l'on ne fçait que trop combien il eft intéreffant pour les malades que l'on ait recours le moins qu'il eft poffible à ces cruelles & périlleufes opérations, lefquelles font avec raifon redouter ces Chirurgiens ignorans qui n'ont de reffource que le tranchant, pour enlever les maladies avec les membres. Or ce n'eft que par la fcience, c'eft-à-dire, par la connoiffance parfaite des différens fecours de l'Art, qu'on peut rendre ces fâcheufes opérations plus rares.

C'eft donc dans ces vûes, que pour avancer le progrès de cette Science, Sa Majefté a fondé plufieurs Profeffeurs qu'elle a établi dans l'Ecole de Chirurgie de Paris : qu'elle y a auffi établi des Conférences Académiques, afin d'exciter de plus en plus les Chirurgiens à faire des recherches pour l'accroissement de la Chirurgie, & afin que les connoissances des grands Maîtres de l'Art puissent être plus perfectionnées & plus communiquées ; qu'elle a de plus ordonné que préalablement à l'étude de la Science de la Chirurgie, ceux qui se destinent à exercer cette profession à Paris soient reçus Maîtres-ès Arts. C'est donc aussi sur ce fondement que la théorie appartient au Chirurgien, que Sa Majesté veut par son Réglement de 1747. pour les Hôpitaux militaires, que le traitement des maladies chirurgicales soit entiérement confié aux Chirurgiens. Il est en effet ordonné par l'article VI. du titre 5. de ce Réglement. » Que le Chirurgien » Major visitera les blessés immédiatement après le pan» sement pour avoir l'idée plus recente de l'état où il au» ra trouvé leurs blessures, régler ensuite plus judicieuse» ment la qualité & quantité des alimens, & mieux or» donner les remedes convenables & nécessaires & qu'il » sera accompagné, de même que le Médecin, par un » garçon Chirurgien, & par un Apoticaire, qui écriront » ses ordonnances lit par lit, & blessés par blessés, & suivi » par les Infirmiers de garde & de quartier qui recevront » ses ordres. « On voit par cet article que c'est le Chirurgien qui doit avoir seul la direction du régime des malades & des remedes qu'on doit leur faire prendre ou administrer après les pansemens.

Par l'article VII. il est ordonné, » que le Médecin » & le Chirurgien Major auront toujours devant les yeux » en faisant leur visite le cahier de celle du jour précé» dent, pour observer plus sûrement si le malade ou bles» sé, aura été traité, *tant pour les alimens que pour les re» medes*, comme il avoit été ordonné, & pour juger de » leur

» leur effet. Et attendu, dit l'article VIII. qu'il n'appar» tient qu'au Médecin & au Chirurgien Major de régler *les* » *médicamens & le régime* des malades ou bleſſés, chacun » en ce qui les concerne, Sa Majeſté défend par le mê» me article, à toutes perſonnes, même aux Officiers de » ſes troupes de s'oppoſer à *l'exécution de leurs ordon-* » *nances*.

Par l'article I. du titre IX. Sa Majeſté ordonne auſſi » que le Médecin & le Chirurgien Major, *chacun en ce* » *qui les concerne*, preſcriront une formule *de remedes uſuels*, » à laquelle l'Apoticaire ſera tenu de ſe conformer, tant » pour ſes approviſionnemens que pour ſes compoſitions, » & leſdites formules ſeront préſentées à l'Inſpecteur, » Médecin *ou Chirurgien* des Hôpitaux lors de ſa viſite » générale, pour en conferer enſemble, & y ajouter ou » retrancher ce qu'ils jugeront à propos pour le bien du » ſervice. Il eſt même enjoint par l'article III. au Méde» cin & au Chirurgien de viſiter enſemble *& de concert* » l'Apoticairerie, au moins une fois par mois, & de faire » jetter en leur préſence les remedes corrompus & gâtés, » &c. » Enfin par l'article III. du titre XXVI. il eſt expreſſément ordonné » que dans les Hôpitaux où il n'y aura point » de Médecin, ou en ſon abſence, tout ce qui lui eſt preſcrit » par ce Réglement ſera exécuté par le Chirurgien Major.

Il eſt vrai que les Médecins invoquent pour appuyer leurs prétentions ſur la direction de la cure des maladies chirurgicales, l'article II. du titre VI. de ce Réglement, où il eſt dit » que le Médecin ſera averti par le Chirurgien » Major pour aſſiſter à toutes les grandes opérations de » Chirurgie ; mais il eſt dit auſſi, que de ſa part le Méde» cin avertira ledit Chirurgien Major dans les cas qui le

» requerront, & qu'ils ſe concerteront ſoigneuſement en-
» ſemble ſur tout ce qui ſera relatif au ſoulagement & à
» la guériſon des malades & bleſſés.

Les diſpoſitions de cet article ſont conformes au Réglement du 18 Décembre 1732. elles ne font que confirmer le concert établi entre le Médecin & le Chirurgien qui ſont deux Miniſtres égaux dans leur exercice, puiſqu'il ne s'agit encore ici que de l'uſage de tout tems obſervé, de conſulter & de donner chacun librement & également leur avis *ſans aucune dépendance l'un de l'autre*, & ſans que le Médecin puiſſe prétendre aucune ſupériorité ſur le Chirurgien, ni le diriger dans le traitement des maladies chirurgicales; mais toujours voit-on au contraire, que le Chirurgien eſt ſuppoſé poſſéder parfaitement la théorie & la pratique de l'art de guérir, même pour remplacer le Médecin, tandis qu'il eſt évident au contraire que le Médecin ne peut pas de même ſuppléer au Chirurgien. Auſſi le Réglement de 1747. ne contient-il aucune diſpoſition réciproque à cet égard, il ordonne ſeulement, qu'en cas d'abſence ou de maladie du Chirurgien Major, il ſera remplacé dans toutes ſes fonctions par le Chirurgien Aide-Major le plus ancien, ſans la préſence du Médecin dans la cure des maladies chirurgicales, puiſqu'il eſt ordonné par le même réglement, que les panſemens ſe feront avant la viſite du Médecin. Il eſt donc décidé que le traitement de ces maladies appartient uniquement au Chirurgien, & qu'il doit être chargé dans ces mêmes maladies, de la conduite du régime, de l'adminiſtration de tous les remedes qui y conviennent & de l'opération manuelle, & qu'il doit par conſéquent réunir toute la théorie & toute la pratique de ſon Art : Que deviennent donc vis-à-vis la

Loi & l'usage, tous les sophismes que la Faculté employe pour enlever à la Chirurgie ses droits légitimes, & pour assujettir les Chirurgiens & envahir leur Domaine? Comment prétend-t'elle accorder toutes ses idées ambitieuses avec l'intérêt public? Car c'est lui seul qui doit décider de l'état & des bornes des deux Professions, & cet intérêt consiste dans l'étendue du sçavoir & de la capacité, qui doivent se trouver dans ceux qui exercent chacune de ces Professions.

Il est donc évident en effet, que ce n'est pas l'intérêt des Médecins & des Chirurgiens qu'on doit envisager ici. De quelque façon que leurs contestations fussent décidées, on ne devroit pas s'en inquiéter par rapport à eux. Les hommes sur l'article de l'intérêt personnel, s'accommoderont toujours bien entr'eux, en supposant même que les Chirurgiens pussent être assujettis à la domination des Médecins. Car les gens sans éducation & destinés aux professions les plus basses préfereroient encore celle de la Chirurgie, & le Public livré à l'ignorance de ces mercenaires, leur fourniroit une subsistance suffisante pour les besoins de leur état. Mais les suites fatales de l'avilissement de cet Art deviendroient à la fin si remarquables, que l'intérêt public forceroit d'y remédier, s'il étoit encore possible. Ceux qui n'envisagent pas les Chirurgiens comme de simples Opérateurs, en ont l'exemple sous les yeux, & sont bien convaincus que les funestes effets de l'union de 1656. fomentée par les Médecins, ne seront pas réparés dans un siecle.

RÉSULTAT.

Il paroît presqu'inutile, pour la décision des contestations qui sont à régler entre les Médecins & les Chirurgiens, de déduire ici les conséquences qui résultent de l'état du Chirurgien; ces conséquences se présentent d'elles-mêmes. La Profession du Chirurgien est la Médecine des maladies externes; Médecine qui consiste même plus que la Profession du Médecin, dans les trois parties qui constituent l'Art de guérir; sçavoir, la Diete, la Pharmacie & l'opération Chirurgique. *

Ces deux Professions sont d'un ordre supérieur. Elles doivent être exercées, au moins à Paris, par des gens de

* On ne confond pas ici, comme a fait la Faculté dans ses Mémoires, les parties constitutives ou administrantes de la Médecine-pratique, avec les parties subministrantes de cet Art; car ce sont ces Parties constitutives qui forment l'essence de la Médecine, & qui sont la Médecine même; desorte que celui qui guérit, soit par la diette, soit par la Pharmacie, soit par l'opération Chirurgique, exerce véritablement la Médecine & est Médecin. Ainsi il n'est pas moins ridicule de confondre, comme fait la Faculté, la partie *Pharmaceutique* de la Médecine, avec la profession de l'Apoticaire, qu'il le seroit de confondre la partie *Dietétique* avec la profession du Cuisinier qui prépare les alimens que cette Science prescrit; & il n'est pas moins absurde aussi de comparer le Chirurgien, ou celui qui guérit par les opérations Chirurgiques, avec l'Apoticaire ou celui qui prépare & compose les médicamens que le Médecin employe pour guérir; qu'il le seroit de comparer ce Médecin avec le Coutelier qui fabrique les instrumens dont le Chirurgien se sert pour guérir par l'opération. Cette explication a paru nécessaire pour débrouiller les idées confuses de la Faculté, qui enveloppent sans discernement la partie Chirurgique & la partie Pharmaceutique de la Médecine-pratique, avec les parties subministrantes de cet Art. Cette erreur est si grossiere, qu'elle a été remarquée par la plûpart des Lecteurs des Mémoires des Médecins.

Lettres; aussi y ont-elles été placées par les Loix au rang des Facultés supérieures, comme il est expressément déclaré à l'égard de la Chirurgie dans les Lettres de François premier de 1544. en ces termes : » Considerant la » grande utilité, bien, profit & commodité dudit Art de » Chirurgie, & dequel aide & secours il est à la conservation de la vie des hommes sujets aux accidens & inconvéniens de nature & fortune, ne voulant que les Professeurs en icelui soient de pire qualité & condition en » leur traitement que lesdits Suppôts de notredite Université, &c. Henri II. dans ses Lettres de Double-jussion de 1555. & 1556. accordées *aux Bacheliers, Licenciés, Maîtres & Professeurs en l'Art & Science de Chirurgie*, y a déclaré, » qu'ils sont utiles, recommandables & favorables, que pour cet effet il leur a été accordé pareils & » semblables priviléges que jouissent les Ecoliers, Docteurs-Régens & autres Suppôts de ladite Université, » voulant qu'ils en jouissent; & sur ce imposant silence.... » attendu que les Médecins ni autres, n'avoient intérêt aucun esdits priviléges, ni moyen de les impugner, étant » à Sa Majesté de départir & étendre où bon lui semble ses » graces, octrois & libéralités. »

Le même état est reconnu & confirmé par les Lettres de Déclaration d'Henri III. de 1577. en ces termes : » Nous désirant favoriser toujours aux gens de Lettres & » de vertu, la grandeur & augmentation de notre Université, & après avoir fait voir en notre Conseil lesdits priviléges, octroyés par nos prédécesseurs Rois, aux Supplians, &c. contenant pareils & tels priviléges, franchises, libertés & autorités qu'aux vrais Suppôts, Ecoliers, Etudians, Docteurs-Régens & autres Membres

» de notredite Université de Paris, *& que les lectures* (pu-
» bliques de ce qui dépend de l'Art & Science de Chirur-
» gie, des Maîtres Chirurgiens & Professeurs de Paris)
» *sont pour le profit & instruction de la jeunesse*, avons, &c. «
Les mêmes droits & priviléges sont encore confirmés par les Lettres d'Henri IV. de Louis XIII. & de Louis XIV. Les Chirurgiens de Paris y sont aussi maintenus comme *Professeurs, Bacheliers, Licenciés & Maîtres du Collége & Faculté de Chirurgie, faisant partie du Corps de l'Université*, & la Déclaration de Sa Majesté de 1743. qui les maintient dans les mêmes droits, a irrévocablement confirmé cet état.

La Faculté s'efforce inutilement de détourner le sens de ces Loix, en disant que les Chirurgiens ne tenoient à l'Université que comme Ecoliers de la Faculté de Médecine. Car ce n'est pas simplement des droits des Ecoliers dont il s'agit, ce sont les mêmes droits dont jouissent les autres Professeurs & Régens de l'Université, qui sont octroyés & confirmés *aux Bacheliers, Licenciés, Maîtres & Professeurs en Chirurgie*, non comme Ecoliers de l'Université, mais comme Gradués & Professeurs du *Collége & Faculté de Chirurgie, faisant partie de l'Université*: Droits dont ils jouissoient pleinement avant leur union avec les Barbiers, & dont l'inscription placée sur la porte de leur Ecole formoit un titre public de leur possession.*

Pour éluder des faits si autentiques & si notoires, la Faculté a recours à une énumération équivoque. La Chirurgie, dit-elle, n'a jamais formé une cinquiéme Faculté dans le Corps de l'Université. L'Université s'y est toujours opposée, & les Chirurgiens n'y ont jamais été admis: Mais cette équivoque n'est fondée que sur une peti-

* *Schola Regia Chirurgorum.*

te confuſion qui réſulte de la nature des différentes Facultés qui compoſoient l'Univerſité. Il y avoit quatre Facultés de l'Ordre Eccleſiaſtique, & une Faculté de Chirurgie, qui étoit de l'Ordre laique, civile & purement Royale. Or il eſt vrai que cette Faculté ne formoit pas avec les quatre précédentes, une cinquiéme Faculté de même nature, ou de même ordre, c'eſt-à-dire de l'Ordre Apoſtolique. Mais n'importe, c'étoit une Faculté particuliere & d'un Ordre différent, une Faculté Royale *faiſant partie de l'Univerſité*, à laquelle étoient attachés les mêmes droits & priviléges que les Rois ont accordés aux autres Docteurs & Régens de l'Univerſité. Cela eſt inconteſtable, & expreſſément déclaré dans les titres Royaux de la Faculté de Chirurgie.

Les Chirurgiens ne déſirent pas un autre état ; ils ne demandent point à former une cinquiéme Faculté Apoſtolique ou pareille aux quatre autres Facultés de l'Univerſité. Si en 1579, les anciens Chirurgiens ont cherché à y parvenir, en s'adreſſant au Pape qui leur accorda une Bulle à cet effet, laquelle occaſionna un procès avec l'Univerſité qui n'a pas été décidé, les Chirurgiens renoncent en ce point aux vues de leurs Prédéceſſeurs ; ils ne veulent point troubler l'ordre établi de tout tems dans l'Univerſité. La forme ſous laquelle ils y étoient unis, comme Faculté laïque & civile purement Royale, ne peut lui porter aucun préjudice ni cauſer aucun dérangement dans ſon gouvernement : Les Chirurgiens reconnoiſſent qu'ils n'ont aucun droit en qualité de Gradués dans la Faculté de Chirurgie, à l'impétration des bénéfices, aux délibérations & aux cérémonies particulieres au corps des quatre Facultés Ecclésiaſtiques.

» Mais il n'eſt pas poſſible, diſent toujours les Méde- » cins, de révoquer en doute que les Chirurgiens n'ayent » été Ecoliers de la Faculté de Médecine. Il y a des mo- » numens inconteſtables de la fin du quinziéme & du » commencement du ſeiziéme ſiécle qui le prouvent évi- » demment. Les Chirurgiens ne déſavouent pas qu'en effet quelques-uns des Membres de la Faculté de Chirurgie n'ayent demandé à être admis dans les Ecoles de la Faculté en qualité d'Ecoliers en Médecine, pour participer alors aux immunités & exemptions particulieres accordées aux Facultés Apoſtoliques formant le Corps Eccléſiaſtique de l'Univerſité; mais l'adoption de ces Maîtres ne fut que paſſagere; parce que ces immunités furent conteſtées à ces prétendus Ecoliers de Médecine. Du reſte, les Chirurgiens nient qu'ils ayent jamais été Ecoliers de la Faculté pour y prendre des leçons de Chirurgie, ils étoient eux-mêmes les ſeuls Maîtres & Profeſſeurs en cet Art : Or des Maîtres qui ont paſſé par les épreuves de capacité pour acquerir le droit d'enſeigner & d'exercer un Art, ne peuvent pas être rabaiſſés à la ſimple qualité d'Ecoliers dans ce même Art. Auſſi eſt-il démontré par des preuves déciſives, qu'ils n'étoient point Ecoliers en Chirurgie dans la Faculté; puiſqu'il n'y avoit point de Profeſſeurs particuculiers pour y enſeigner la Chirurgie, cela eſt prouvé par les Statuts même de cette Faculté. Il n'y avoit encore alors que deux Profeſſeurs pour enſeigner la Médecine : Si ces Profeſſeurs parloient de Chirurgie dans leurs leçons, comme le ſoutiennent les Médecins, ce n'étoit que comme en paſſant, & ſeulement ſur les points qui ont rapport à la Médecine; mais il eſt toujours inconteſtable que les leçons de ces Profeſſeurs étoient les mêmes qu'ils donnoient

noient aux Etudians en Médecine, & non des leçons particulieres qu'ils donnaſſent expreſſément aux Chirurgiens ſur l'Art de Chirurgie. Il eſt donc certain par l'évidence même du fait, que les Chirurgiens qui vouloient participer aux exemptions des Facultés Eccléſiaſtiques, ne purent être admis dans les Ecoles de la Faculté de Médecine, qu'en qualité d'Ecoliers en Médecine, & que les leçons de Chirurgie ne ſe donnoient que dans la Faculté de Chirurgie.

Ces leçons ſe donnoient encore alors chez les Maitres de cet Art, ſuivant l'uſage des premiers tems de l'Univerſité. Ainſi le tems que les Ecoliers devoient demeurer chez les Maîtres depuis le jour de leur immatriculation dans le Collége, *en qualité d'Ecoliers en Chirurgie*, étoit le tems preſcrit pour leurs études : Tous les Maîtres en Chirurgie étoient Profeſſeurs chacun pour leurs Eleves; mais d'ailleurs, il y en avoit pluſieurs qui donnoient chez eux des leçons publiques de Chirurgie, ce qui ſe pratiquoit dès le tems d'Hermondaville Chirurgien de Philippe le Bel, qui donnoit des leçons publiques de Chirurgie dans l'Univerſité, & qui dit avoir lui-même ſuivi les leçons de Pitard & des autres Maîtres de ſon tems.

Les Chirurgiens formérent enſuite, hors de leurs maiſons, comme les autres Facultés, des Ecoles publiques : Ces Ecoles exciterent la jalouſie des Médecins, & donnerent lieu à des conteſtations dans leſquelles ils entraînerent l'Univerſité ; mais ces conteſtations furent terminées par les Lettres de Déclaration d'Henri III. & par divers Arrêts du Parlement : Henri III. par ces mêmes Lettres confirma explicitement le droit que les Chirurgiens avoient de donner dans l'Univerſité & partout ailleurs où bon leur ſembleroit des leçons publiques de l'Art &

Science de Chirurgie. Ainſi malgré les entrepriſes de leurs Adverſaires, les Chirurgiens ont toujours joui pleinement du droit d'enſeigner publiquement dans l'Univerſité.

Cette diſcuſſion de faits paroîtra ſans doute futile & déplacée dans un Mémoire où l'on remonte au principe, & où l'on expoſe dans tout ſon jour la conſtitution d'une Profeſſion dont la nature & l'importance ont toujours décidé de l'intérêt public, qui doit ſeul déterminer. Auſſi n'entrera-t-on dans aucun détail ſur les droits que l'Univerſité reclame; entr'autres celui d'enſeigner, qui ne lui eſt pas conteſté.

On ſe bornera donc à remarquer que la Chirurgie eſt une Science profonde & des plus eſſentielles, qui ne peut être enſeignée pleinement & ſûrement que par les Chirurgiens, & que les Chirurgiens ayant toujours été de l'Univerſité, l'enſeignement de cette Science a toujours appartenu à l'Univerſité.

Ainſi l'Univerſité, pour conſerver ce droit, qui ne peut lui être conteſté, a tort de s'élever contre la Déclaration de 1743. qui, en maintenant les Chirutgiens (*devenus Maîtres-ès-Arts*) dans la poſſeſſion de lire & d'enſeigner publiquement dans l'Univerſité, lui conſerve entiérement ſon droit. Mais ſi aujourd'hui l'Univerſité refuſoit de reconnoître le Collége & Faculté de Chirurgie comme faiſant partie d'elle-même, elle ne pourroit encore, puiſque la Chirurgie, comme on l'a démontré, ne peut être enſeignée ſuffiſamment dans aucune de ces Facultés, faire interdire aux Chirurgiens le droit d'enſeigner cette Science, étant les ſeuls qui ſoient reconnus capables de l'enſeigner pleinement. Envain voudroit-elle dans ce cas oppoſer aux Loix, à l'usage & à la raison, son prétendu droit exclusif d'enseigner. (*) Ce Corps sçavant qui ne peut méconnoître les vrais Maîtres des différentes Sciences, doit s'appercevoir que ce droit, s'il vouloit en abuser, deviendroit un droit formellement contraire au droit naturel, & ne seroit d'aucune considération devant le Souverain, qui est le seul Arbitre du sort des Sciences. En supposant donc que l'état de la Chirurgie n'eût pas été placé dans son rang, & qu'on ne lui eût pas donné la forme nécessaire pour le rendre le plus parfait & le plus utile; l'autorité suprême n'obmettroit certainement rien pour le rendre plus florissant & plus avantageux au Public : Mais on voit par une Législation très-ancienne, & qui n'a jamais varié, que Sa Majesté & ses Augustes Prédécesseurs ont toujours eu sur l'essence, sur l'étendue & sur l'importance de l'Art & Science de Chirurgie, des idées également claires & justes, que n'a pas le commun des hommes.

(*) L'Université a long-tems soutenu que ce droit lui appartenoit par son Etat Ecclésiastique, & qu'on ne pouvoit le tenir que du Pape; elle ne peut cependant se dissimuler que ce droit a été donné par nos Rois à différens Colléges qui enseignent, hors de l'Université, des Sciences que l'Université enseigne elle-même.

CONSEIL D'ETAT.

Messieurs D'ORMESSON, FEYDEAU DE BROU, DAGUESSEAU, BIDÉ DE LA GRANDVILLE. *Conseillers d'Etat, Commissaires.*

Monsieur MABOUL, *Rapporteur.*

Me GIRODAT, Avocat.

www.ingramcontent.com/pod-product-compliance
Ingram Content Group UK Ltd.
Pitfield, Milton Keynes, MK11 3LW, UK
UKHW022148190726
13855UKWH00004B/1391